Td $\frac{135}{12}$

T 2660
P.b.m.

TRAITÉ

DES

MALADIES DES CHEVEUX

DE LA BARBE

ET DU

SYSTÈME PILEUX EN GÉNÉRAL,

Présenté à l'Académie royale de Médecine et à l'Académie des Sciences.

Par M. L.-A. OBERT,

Membre correspondant de plusieurs sociétés savantes.

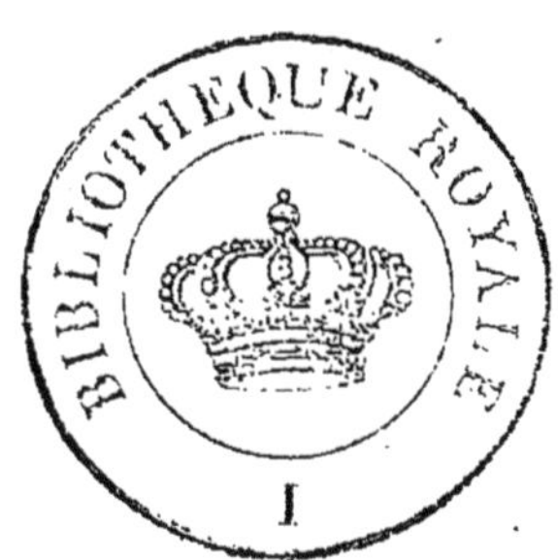

Prix : 1 fr. 50 c.

PARIS,

CHEZ L'AUTEUR, RUE HAUTEFEUILLE, 30,
Près l'École de Médecine.
1847.

INTRODUCTION.

Afin de reconnaître combien le sujet que nous allons traiter est important, il ne faut que visiter le parterre d'une de nos salles de spectacle. L'observateur y est douloureusement affecté du grand nombre de têtes plus ou moins chauves qui vient se dérouler à sa vue, et de la manière disproportionnée dont le système pileux en général (cheveux, barbe, moustaches) est répandu sur toutes les têtes et dont il lui serait si facile de changer la disposition, ajoutant dans son imagination ou retranchant ce qu'il y a de trop ou de mal disposé chez l'un pour l'ajouter à l'autre.

Les peuples les plus anciens ont de tout temps

attaché le plus grand prix à la barbe et à la chevelure. L'Écriture sainte nous offre l'exemple d'un prophète qui dans sa sainte colère fit dévorer par des ours une troupe de petits enfants dont le seul crime était de crier après lui, en insultant à sa tête chauve. Le même livre saint fait un éloge pompeux des cheveux de Sansom et de ceux d'Absalon qui les portaient d'une extrême longueur, et le nom de chevelu fut donné au roi Clodion.

Enfin pour ne pas multiplier davantage les citations nous dirons que les Turcs jurent souvent par la barbe du prophète comme une marque de la vénération de ses sujets pour sa chevelure. En Lombardie on rasait les voleurs et les incendiaires. On lit dans la vie de Jean de Castro le passage qui suit :

Il coupa sa moustache qu'il envoya a la chambre de Goa avec une lettre conçue en ces termes :

« J'ai un pressant besoin d'argent; je vous prie,
« en conséquence, de me prêter 200,000 écus
« pour lesquels je ne puis vous donner d'autre
« gage que ma propre moustache que je vous en-
« voie. »

Les Espagnols avaient une si grande estime pour la barbe, qu'autrefois ils en portaient de postiches quand ils avaient le malheur de ne point posséder cet ornement. Les Romains ne coupèrent leur barbe selon Pline que lorsque la mollesse et les usages des Grecs pénétrèrent dans Rome; Scipion l'Africain fut le premier qui adopta la mode de se raser tous les jours. Les artistes nous représentent toujours les dieux et les héros avec une barbe et même de longs cheveux. Enfin de nos jours, la barbe paraît être généralement adoptée, car elle est le plus bel ornement de la face humaine, il est bien plus naturel aussi d'avoir des cheveux d'une grandeur raisonnable que de les raser à l'instar des galériens *à la malcontent*.

M'occupant depuis dix ans de tout ce qui a rapport aux cheveux et à la barbe, je suis à même de faire des observations nouvelles que je crois devoir faire connaître aujourd'hui. Non-seulement l'anatomie de ce système avait besoin d'une appréciation plus rigoureuse, mais encore l'hygiène et surtout les affections particulières des bulbes

exigeaient une véritable réforme en rapport avec
l'état actuel de la pathologie générale. Il m'impor-
tait principalement de détruire l'erreur où l'on
était de croire, qu'une fois établie, la calvitie n'ad-
mettait d'autre remède que l'usage des faux cheveux.

On n'avait pas songé que les bulbes ne sont
pas détruites dans la plupart des cas et qu'on pouvait les ranimer à l'aide d'un traitement approprié, et les remettre en état de fonctionner comme
des plantes étiolées qu'on expose à l'influence salutaire du soleil et d'un engrais en rapport avec
leur nature ; on n'avait pas songé qu'une fois
même détruites entièrement les bulbes des cheveux pouvaient renaître complétement.

Si des expériences répétées n'eussent déjà prouvé
incontestablement qu'après l'arrachement des
bulbes (comme dans le traitement de la teigne par
exemple), les cheveux peuvent renaître par d'autres bulbes, soit formées de nouveau dans les mêmes
cellules du derme, soit préexistantes à l'état de
germe, la seule observation des poils accidentels
aurait dû suffire pour en faire admettre la possi-

bilité. Ajoutons enfin que les médecins auraient cessé de croire impossible ce que je soutiens, s'ils avaient réfléchi que le poil presque imperceptible qu'on voit sur le visage et sur d'autres parties du corps de la femme prend un tel accroissement qu'après l'âge de cinquante ans il en est un grand nombre qui deviennent très barbues.

Est-il donc impossible de ranimer par des moyens spéciaux le cuir lisse et glabre de certaines têtes, la peau de certains visages ? Les expériences que je vais rapporter rendront cette question incontestable, je l'espère.

Je diviserai mon travail en plusieurs parties, je traiterai d'abord de l'anatomie, de la physiologie et de l'hygiène du système pileux et en particulier des cheveux ; j'aborderai ensuite les points principaux de la pathologie de ce système. Enfin j'exposerai tout ce qui se rattache à la renaissance des cheveux, des sourcils et de la barbe ainsi que les règles à suivre pour la guérison et l'emploi du moyen régénérateur de mon invention.

TRAITÉ

DES

MALADIES DES CHEVEUX

DE LA BARBE

ET DU

SYSTÈME PILEUX EN GÉNÉRAL,

Présenté à l'Académie royale de Médecine et à l'Académie des Sciences.

Chevelure.

La chevelure est l'assemblage de tous les cheveux qui garnissent la tête des individus des deux sexes.

L'homme n'est pas couvert de poils comme le reste des animaux, il y a loin de celui chez lequel le système pileux est le plus marqué aux poils qui recouvrent la peau de la plupart des quadrupèdes. La tête est la seule partie du corps humain où le système pileux se montre assez développé pour pouvoir garantir l'individu de l'intempérie des saisons.

La chevelure est à la tête, dans notre espèce, ce qu'est le plumage chez certains oiseaux, c'est-à-dire un objet qui nous protége et qui orne. Quelle différence entre une tête ornée de beaux cheveux et une tête qui en est dépourvue ! Chez la femme surtout, la chevelure est un véritable ornement qui augmente les grâces et le charme naturel. Je dirai plus, ainsi que l'a dit un auteur, une femme sans cheveux n'est pas une femme. Chez la jeune fille, la chevelure suit les phases du développement des mamelles : à l'époque de la puberté, les cheveux acquièrent presque habituellement le développement dont ils sont susceptibles.

Les cheveux sont un attribut particulier à l'homme ; ils recouvrent la plus grande partie du crâne dont ils occupent tout l'espace qui correspond à une petite portion de l'os frontal, aux pariétaux de la partie écailleuse des temporaux, et à l'occipital. Le nombre des cheveux est très variable, suivant les individus, sur une surface semblable. Chez les uns, ils sont très serrés et se touchent presque toujours ; chez les autres, au contraire, ils laissent voir en partie la peau du crâne dans leurs intervalles.

Les cheveux sont susceptibles d'un accroissement déterminé qu'ils ne dépassent pas, et qui varie beaucoup. On les a vus, à la femme, jusqu'au bas du bassin, et on en a vu dépasser cette limite et atteindre le niveau des jarrets et même des talons ; mais ces cas sont fort rares. Les cheveux de femme sont d'une belle longueur, lorsqu'ils présentent de 60 à 80 centimètres. Cependant, on ne peut nier qu'ils ne sont susceptibles d'une sorte de culture , et que des soins hygiéniques et cosmétiques n'influent beaucoup sur le terme de leur accroissement.

Les poils et les cheveux concourent à l'ornement et à la conservation du corps humain , en le préservant des atteintes des corps extérieurs. Ils ont une grande analogie avec les ongles chez l'homme, avec la plume et la corne chez l'oiseau et le quadrupède.

Bulbe du poil.

L'organisation du cheveu ou poil présente des parties distinctes , la bulbe et la tige : ou poil proprement dit. La bulbe ou follicule pilifère est un petit sac de forme ovoïde, constitué par la réunion des deux membranes superposées. La membrane externe, capsulaire, blanche, ferme et coriace se continue avec le derme par son extrémité superficielle ; la membrane interne, molle, rougeâtre et diversement colorée est plus mince que la membrane externe, et paraît être la continuation du corps muqueux. La cavité de la bulbe est en grande partie remplie par une petite papille conique, adhérente au fond de sa cavité par sa base et libre à son sommet, qui s'élève vers l'orifice de la bulbe. La bulbe n'est pas verticalement implantée dans le tissu cellulaire souscutané ; mais elle y plonge obliquement, et sa surface inférieure est garnie de petites racines filamenteuses. Quand, selon Malpigni, on considère un poil ainsi enchâssé dans le petit sac membraneux qui le renferme, on s'imagine voir une petite plante qui pousse dans un vase.

Ce qui rend l'analogie encore plus frappante, c'est que le poil se nourrit en pompant dans la bulbe une espèce de suc, qui, par sa force de capillarité sans doute, chemine dans toute la longueur de la tige, d'une manière analogue à la sève dans les plantes. Les vaisseaux sanguins destinés à nourrir la papille y arrivent par l'extrémité de la bulbe en rampant entre les deux couches membraneuses qui la composent.

Des dissections minutieuses ont fait voir des filets nerveux jusque dans la racine de la bulbe. Au résumé, la bulbe est la matrice du poil, c'est un follicule cutané, soutenu par un pédicule nerveux et vasculaire, à l'extrémité duquel sont groupés, en cercle, neuf autres follicules sébacés, plus petit dans le fond, duquel on voit s'élever une papille conique assez considérable. Le sommet de cette papille pénètre dans la cavité de la base du poil, et c'est cela qui produit le poil par sa direction.

Maintenant, si l'on examine la disposition des bulbes pilifères, on verra qu'une surface cutanée, recouverte de poils, peut être justement comparée à un terrain d'où surgissent confusément des tiges de graminées, et que toujours la bulbe se trouve à quelque distance de l'axe du poil. Les bulbes pilifères, en effet, ne sont pas implantées dans la peau par rangée régulière; elles poussent pêle-mêle, et leur tige parcourt toujours un petit espace de terrain cutané avant de se porter au-dehors. Lors de son irruption, le poil soulève l'épiderme, et forme sous lui une petite tumeur conique dans laquelle il s'allonge en se contournant en spirale. Ce n'est qu'un peu plus tard qu'il parvient à percer l'épiderme pour faire issue au-dehors. Arrivé là, le poil n'est plus qu'un prolongement inorganique, insensible, qui croit seulement par sa base, et dans lequel le *pigmentum* de la peau est associé à la matière cornée.

Tige du poil.

La tige du poil reçoit dans la cavité de son extrémité inférieure le sommet de la papille de la bulbe qui la produit par sécrétion. Elle s'emboîte de la même manière que les plumes et les cornes emboîtent les prolongements qui leur servent de soutien. La tige du poil consiste en une gaine cornée, diaphane, à peu près incolore, et en une substance intérieure, colorée, ou pour mieux dire, elle consiste simplement en un prolongement des deux couches du corps muqueux, la couche colorée et la couche cornée, auquel vient s'adjoindre l'épiderme. La tige peut varier en longueur et en grosseur, selon les individus, mais elle va toujours en s'amincissant à mesure qu'on remonte vers son extrémité libre, qui se fendille quelquefois dans le sens longitudinal. La tige d'un poil, quelle que soit sa composition, a toujours la racine blanche, diaphane ; la partie renfermée dans la bulbe est toujours plus molle que le reste, ou la partie sécrétée par la papille est tout-à-fait fluide. Le poil est tellement adhérent à la peau, qu'il n'est pas possible d'exercer une forte traction sur lui sans le tirailler douloureusement.

L'analyse chimique des poils faite par Vauquelin démontre que les noirs renferment :

1° Une grande quantité de matière animale analogue au mucus ;

2° Un peu d'huile blanche concrète ;

3° Une petite quantité d'une autre huile noiré-verdâtre, et épaisse comme du bitume ;

4° Une petite quantité de phosphate et de carbonate de chaux ;

5° Quelques atomes de manganèse et de fer oxydé ou sulfure ; une quantité notable de silice, un peu de soufre.

La coloration de la chevelure, sa dureté et sa longueur varient dans les divers climats ; en général, les hommes sont plus blonds dans le nord de l'Europe, et les cheveux plus souples ; les peuples du midi sont au contraire bruns et ont les cheveux d'une plus grande consistance. Les Arabes ont, comme on le sait, la tête couverte de poils semblables à la laine la plus frisée. Ils s'allongent d'autant plus que le croisement des races les rapproche davantage de la couleur européenne. On a voulu trouver entre la coloration de la chevelure et la nature de la constitution des rapports constants : ainsi on a regardé les chevelures rousses et blondes comme désignant un tempérament lymphatique ; les châtains ont, dit-on, le tempérament nerveux, et la chevelure brune est, selon certains auteurs, l'apanage des tempéraments bilieux, mais nous sommes loin d'être de cet avis, et, si c'était là une règle, elle serait sujette à une foule d'exceptions.

L'épaisseur des cheveux est en raison de leur couleur. Plus les cheveux sont noirs, plus ils sont épais ; de sorte qu'à volume égal, une tresse de cheveux en contient un nombre d'autant moins considérable que leur couleur est brune ou noire. J'ai eu la patience de compter le nombre des cheveux dans chaque centimètre carré, et j'ai trouvé 52 cheveux noirs, 57 châtains et 65 blonds, c'est-à-dire que sur la superficie des belles têtes européennes, il y a chez un homme brun 20 mille cheveux environ ; chez un châtain, 22 mille ; chez un blond, 25 mille. On peut donc dire avec certitude et sans crainte de se tromper qu'il y a un plus grand nombre de cheveux sur une tête blonde que sur une tête brune de la même dimension.

Chez les animaux, ainsi que chez l'homme, la forme du poil est toujours en rapport avec le caractère de l'espèce. Quelle différence entre la laine de l'agneau et le poil du loup, le poil de la chèvre et celui de la hyène, etc. ! Chez l'homme aussi , la quantité et la force des cheveux sont également en rapport avec son énergie physique, sa manière de sentir et son tempérament.

Caractères chimiques des poils.

Aucun tissu animal ne résiste autant que les poils à la décomposition des putrides et ne se conserve aussi longtemps. L'air ne les altère point ; des temps infinis s'écoulent, et excepté leur couleur qui est moins vive, on les retrouve dans les cimetières tout comme ils y ont été mis, quand le squelette est réduit en poussière.

Avant la naissance.

Avant la naissance on ignore à quelle époque de la gestation les premiers poils du fœtus sont formés et sortent de la peau. Les auteurs gardent le silence et ne s'expliquent pas sur ce point. Il paraît cependant que ce n'est pas avant le septième mois qu'il y a sur la tête un duvet de peu de consistance , blanchâtre et que les poils des cils et des sourcils sont à peine indiqués.

2

Naissance.

Ce n'est que vers le terme ordinaire de la naissance que les cheveux plus apparents commencent à se colorer d'une teinte variable suivant celle qu'ils devront avoir par la suite ; leur longueur est alors quelquefois d'un demi-pouce.

Enfance.

Les cheveux restent encore très fins et soyeux dans la première année de la jeunesse, il est constant même qu'ils sont trois fois moins forts que chez l'adulte ; leurs teintes sont moins foncées que celles qu'ils auront plus tard ; par exemple, ceux qui seront noirs, sont châtains ; ceux qui, définitivement, atteindront cete dernière couleur, se montrent blonds et ainsi de suite en diminuant.

Puberté.

Avant la puberté il n'y a d'autres poils que les cheveux ; mais, parmi les signes extérieurs qui, à cette époque, annoncent la surabondance de force, de santé, de vie, le plus caractéristique est pour le jeune homme le développement des poils au pubis et un peu plus tard au menton. Tout le monde sait que la barbe devient alors dans nos climats l'attribut et la mesure visible en quelque sorte de la virilité. Presque en même temps que les autres poils du mâle se montrent, il en apparaît également aux parties génitales de la jeune femme et chez l'un et l'autre aux creux des aisselles. Quelque temps avant leur éruption on voit sur les parties qu'ils doivent voiler un grand nombre de petits boutons qui donnent à la peau l'aspect de ce qu'on nomme CHAIR DE POULE. Dès-lors on peut facilement observer au-dessous d'elle les bulbes des poils et le conduit qu'ils traversent dans lequel on les découvre très bien, bientôt après on les voit poindre de chacun des boutons et ceux-ci s'affaissent ensuite.

Age mûr.

Chez les femmes, à l'époque de la cessation des règles, une partie du duvet des lèvres et du menton s'allonge. C'est un des signes qu'elles sont condamnées désormais à la stérilité et c'est pour conserver autant que possible les apparences d'une jeunesse et d'une faculté qu'elles n'ont plus qu'elles se soumettent à une

douloureuse et ennuyeuse dépilation. Chez l'homme,
surtout s'il a éprouvé des chagrins prolongés, le devant et le sommet de la tête se dépouillent très souvent d'une partie de leurs cheveux et les perdent même
quelquefois presque tous. Avant la vieillesse il en est
de même de la canitie prématurée que l'on observe sur
l'un et l'autre sexe.

Vieillesse.

Ce sont les poils qui portent les premières empreintes du dépérissement. Il est remarquable que ceux qui
blanchissent ne continuent pas moins à croître comme
nous le voyons tous les jours pour les cheveux et la
barbe. Bichat a observé sur le cadavre d'un homme
devenu presque entièrement chauve à la suite d'une
fièvre qu'il nomme putride tous les conduits des cheveux dans leur intégrité, et dans leur fond les petits
cheveux nouveaux. Il y a donc cette différence entre
la chute des poils des vieillards et celle qui est amenée
par les maladies, que tout meurt chez les uns tandis
que dans le second cas la tige du poil tombe seule.

Barbe.

La barbe est l'assemblage des poils dont sont plus ou moins garnis le menton, les joues et la lèvre supérieure de l'homme : cachet de la virilité, elle imprime à la face un caractère de force et de puissance.

L'époque de la pousse de la barbe est celle de la puberté. Jusque-là la face n'est couverte que d'un léger duvet qui paraît être le germe de la barbe et qui n'attend pour se développer que l'influence des testicules. Cette correspondance et le défaut de barbe chez les ennuques ont fait penser que le sperme résorbé et porté dans l'économie était la cause de la production des poils de la face et du reste du corps. Il est cependant à remarquer pour les ennuques que leurs poils ne se développent point, les cheveux semblent en mettre à profit les matériaux. Ils sont en effet plus touffus et les ennuques jouissent du privilége de ne jamais les perdre.

Le développement de la barbe peut être hâté par la coupe répétée du duvet qui couvre la face, par des lotions savonneuses, des lotions à la glace ; les frictions produisent surtout le même effet, surtout si elles sont faites avec des substances irritantes, aromatiques et qui toutes agissent eu faisant affluer le sang vers la peau de laquelle les poils doivent s'élever.

Les poils de la barbe offrent des variétés de couleur, de densité de nombre de longueur qu'il est important d'étudier puisqu'elles se rapportent au tempérament des individus, au climat qu'ils habitent, à leur âge, à l'état de leur force, à la nature des aliments. Ces poils sont noirs, secs et durs chez les tempéraments bilieux qui sont dans l'âge mûr. Chez ceux qui habitent les climats chauds, comme les Arabes, les Indiens, les Italiens, les Espagnols, les hommes de constitution lymphatiques; au contraire les jeunes gens, les habitants des contrées froides et humides, les Hollandais, les Anglais, les Suédois ont ordinairement la barbe blonde, épaisse, presque droite, plus douce au toucher. On sent parfaitement que le concours de plusieurs des circonstances énoncées rendra plus prononcées ces diverses qualités de la barbe.

Crue de la barbe après la mort.

Les poils croissent quelque temps encore après la mort et cet accroissement est plus sensible pour la barbe à cause de l'habitude que l'on a de la couper.

Une femme conserva les restes de son mari qu'elle avait beaucoup aimé. Après quelques jours elle veut le contempler, la barbe de son mari, qu'on avait rasé après la mort, avait tellement cru, que la femme s'abusa au point de prendre ce phénomène pour un signe de vie. Il n'est presque pas de médecins qui n'aient eu l'occasion de remarquer des faits analogues dans les amphithéâtres.

Maladies des cheveux et des poils.

Rien n'est plus ordinaire que d'entendre dans le monde se plaindre des différentes maladies de cheveux, mais il est bien rare qu'on appelle l'attention des malades sur la véritable cause du mal, qui dépend très souvent d'eux-mêmes. Je commencerai donc par exposer les différentes fautes que l'on commet, sous le rapport des soins qu'exigent les cheveux, avant de parler de leurs maladies proprement dites.

Un grand nombre de personnes ont l'habitude de se laver tous les jours la tête avec de l'eau froide, et cela seul est déjà, pour les cheveux, une source abon-

dante de maladies. Premièrement, les eaux sont différentes : telle eau contient des principes ferrugineux ,
telle autre en renferme de sulfureux , tandis qu'une
troisième contient et du fer et du soufre, substances
qui favorisent singulièrement la chute des cheveux.
c'est pourquoi l'on voit des personnes perdre leurs
cheveux, par cela seul qu'elles font usage de semblables eaux ; en second lieu, l'eau en général dessèche
les cheveux de manière à les rendre cassants comme
de la paille, et à cet état ils se brisent souvent sponta-
nément. De plus, en se servant d'eau froide , on sur-
prend facilement les cheveux , quand surtout la tête
était en transpiration au moment de cette ablution. On
supprime de la sorte le peu de vitalité dont jouissent
les cheveux ; ceux-ci ensuite s'altèrent facilement, gri-
sonnent et tombent quelquefois.

Si l'on veut se nettoyer la tête avec de l'eau, ce qu'il
n'est pas nécessaire de répéter tous les jours, il faut
que l'eau soit chaude ou tiède et mêlée à un alcool
quelconque.

Les altérations maladives des poils ou des cheveux
ont toutes leur origine et leur cause dans la partie productive du poil , et la tige ou partie productive en
éprouve les effets. Quand un poil ou un cheveu est

arraché , quand il tombe par suite de maladie ou de toute autre altération locale de la peau , il repousse et s'accroît par un procédé organique semblable à celui qui avait produit ce poil ou cheveu dont la maladie avait déterminé la chute , aussitôt que cette maladie a cessé , ce qui est une preuve certaine de la régénération du système pileux quand la cause morbide est retranchée.

Les anciens parfumaient leurs cheveux; à leur exemple les modernes se servent de différentes pommades chargées de l'arôme de différents végétaux , ou d'huile grasse combinée à une certaine quantité d'huile volatile odorante. L'emploi de ces moyens n'a rien de dangereux pour le plus grand nombre d'individus ; mais il peut le devenir pour les personnes nerveuses et délicates ; il est donc prudent qu'elles s'en abstiennent.

Les cheveux se mêlent très facilement , quand ils ne sont pas soignés. Les femmes en couche surtout y sont très sujettes. Cet accident est souvent le résultat de la précaution poussée trop loin par elles de ne pas se découvrir la tête pendant un certain temps, lorsque quelque circonstance les force à garder le lit , elles se trouvent , au moment de leur convalescence , dans la nécessité de souffrir beaucoup pour démêler leurs cheveux qui tombent souvent en grande quantité.

Après les crises qui jugent et terminent les maladies, il y a presque toujours une perte très grande de la chevelure. Il paraît, ainsi que l'a dit un très grand savant, que dans les grandes secousses imprimées à l'économie vivante, la nature tout entière, occupée à diriger le principe de la vie vers les organes principaux, néglige en quelque sorte la nutrition du système pileux ; de là ces squames de l'épiderme et la chute de la chevelure qui accompagnent si fréquemment les maladies graves et qui ont lieu ordinairement à l'époque de la convalescence.

Quand la chevelure tombe à la suite de diverses affections pathologiques, cette chute des cheveux est connue sous le nom d'*alopécie* ; elle peut être partielle ou générale. C'est ici le cas d'employer le traitement que j'indiquerai plus loin.

Lorsqu'après des alopécies successives ; ou bien encore par l'effet de la vieillesse, il y a chute d'une partie de la chevelure, cette dénudation du cuir chevelu est appelée *calvitie*; et on nomme chauve l'individu qui l'a éprouvée. Le plus souvent les téguments du crâne ne sont pas entièrement dégarnis ; il reste alors une cou-

ronne qui , des régions orbitaires externes et tempo-
rales , se prolonge au-dessous de l'angle supérieur de
l'occipital. On se fait sur cet état de dépilation une
question qui est assez embarrassante à résoudre. Pourquoi tant d'hommes chauves et si peu de femmes ? On
peut répondre à cela que les femmes prennent plus de
soin de leur chevelure , et que les excès d'un certain
genre affectent moins leur constitution.

Comme ils ont leurs maladies. les cheveux ont aussi
leur vieillesse , et les mêmes causes qui produisent cet
état de dépérissement gradué qui conduit à la mort
générale , déterminent aussi dans ces parties une vieillesse anticipée ; la débauche , les veilles répétées , de
vives affections morales en sont les causes les plus
fréquentes. Cet état, connu sous le nom de *canitie* , se
manifeste par une couleur variable d'un blanc mat à
un gris argentin. La canitie peut se diviser en acciden-
telle et senile.

Quant à la coloration des cheveux , à cette super-
cherie par laquelle on veut remédier aux ravages du
temps , ou faire changer une teinte naturelle que l'on
trouve désagréable. La nature qui ne se fait pas com-
plice de cette coquetterie , entretient d'une façon uni-
forme la pousse des cheveux , et les racines blanches

laissent bien vite voir le défaut de la couleur; et l'har-
monie de la chevelure et les traits de la personne qui
emploie ce moyen décèlent le stratagème et dissipent
l'illusion des yeux les moins clairvoyants.

C'est la fraîcheur d'une plante parasite. Si on regarde
les racines, on reconnaît bien vite qu'elle n'a qu'une
existence d'emprunt.

Dans certaines circonstances, dans certaines passions, dans certaines maladies, les cheveux ont une
sensibilité très prononcée et une sorte de contractilité
organique visible. Ils sont très sensibles dans la plique
polonaise. Ils sont sensibles au toucher et hérissés chez
certains individus quand le froid les a saisis ; ils se
hérissent dans la colère. Dans les maladies longues les
cheveux se mêlent, se serrent quelquefois à un tel
point qu'ils forment un véritable bourlet ; alors ils
s'étouffent en quelque sorte et ne peuvent plus se
nourrir, ils tombent en masse à la fin de la maladie:
si les bulbes ont été frappées de mort, les cheveux ne
se reproduisent plus et le malade reste chauve.

. Dans la suite de son mémoire M. Vauquelin cher-
che à rendre raison de la blancheur des cheveux, qui
quelquefois arrive presque subitement chez des personnes affectées d'un profond chagrin, ou frappées

d'une grande terreur. Fidèle aux lois de la chimie, c'est à une action chimique qu'il voudrait rapporter ce phénomène si remarquable. Il faudrait supposer, dit-il, pour cette explication que dans ces moments de crise, la nature est en révolution, et ou conséquemment les fonctions naturelles sont suspendues ou changées de nature, il se développe dans l'économie animale un agent qui passant jusqu'aux cheveux, en décompose la matière colorante : mais quel agent pourrait produire cet effet ? Les acides seuls lui en paraissent capables.

Quant à la blancheur des cheveux qui arrive graduellement et avec l'âge, M. Vauquelin l'attribue au défaut de sécrétion de la matière colorante. Ainsi on pourrait à la rigueur regarder l'huile que l'on rencontre dans les cheveux de couleur, comme composée d'une huile semblable à celle que fournissent les cheveux blancs, et d'une matière colorante particulière qui lui serait unie. C'est à cette substance grasse que l'auteur attribue la souplesse, l'élasticité et l'inaltérabilité des cheveux que nous croyons plus raisonnable de rapporter à la nature même de leur composition, c'est-à-dire à la nature même de leurs éléments et au mode de réunion qu'ils affectent. C'est aussi sans doute à cette substance qu'ils doivent de brûler si rapidement , et de former abondamment du savon avec les alcalis.

Enfin un commencement de travail entrepris sur l'humeur de la plique polonaise, fait croire à M. Vauquelin que cette humeur est de la même nature que la substance des cheveux , laquelle serait alors en surabondance à leur formation.

Chute temporaire et permanente
des poils.

Non-seulement les cheveux, mais encore tous les poils du corps tombent quelquefois et à tout âge de la vie, sous l'influence de causes diverses , une pareille chute a reçu le nom d'*alopécie*, mot générique tiré du grec qui signifie renard parce que cet animal est dit-on sujet à la mue. On pourrait cependant appliquer avec autant de raison la même considération à une foule d'autres animaux qui perdent également leur poil par maladie, quelle que soit du reste l'impropreté du nom, nous le conserverons puisque depuis long-temps il est adopté. Nous dirons seulement qu'à la tête le mot alopécie est remplacé par celui de calvitie,

sí après leur chute les tiges capillaires ne se reproduisent point ; et qu'aux sourcils l'épilation à reçu
le nom de *madarosis*. Dans l'alopécie la chute n'est ordinairement que temporaire , elle peut s'étendre sur
tous les poils du corps ; dans la seconde au contraire
(*calvitie*) la chute est permanente et ne s'applique qu'à
la tête exclusivement.

L'alopécie peut donc se convertir en calvitie s'il n'y
a pas de reproduction.

Variété et anatomie pathologique.

L'alopécie est générale ou partielle, suivant qu'elle
atteint tous les poils de l'économie , ou bien ceux
d'une région, seulement dans le premier cas les poils
de la tête , des sourcils , de la barbe , des aisselles ,
du pubis, etc. tombent indistinctement, soit tout d'un
coup , soit successivement , ainsi que cela a lieu le
plus ordinairement. Dans le second, au contraire, l'épilation est bornée à la tête, à la figure, etc. ou sur quelques-unes de ces parties.

Lorsque le système dermique se trouve dans certaines conditions irritatives , les poils qui en dépendent tombent au moindre frottement, comme les feuilles

de certains arbres , alors qu'un léger souffle de vent les agite. Un fait important à noter dans toute espèce d'alopécie , c'est qu'il n'y a que les seules tiges pilaires qui se détachent, les bulbes restant complétement dans leurs siéges. Un simple coup d'œil sur les poils déjà tombés suffit pour convaincre de cette vérité. D'ailleurs la reproduction des mêmes poils met la chose hors de contestation.

Ainsi que je l'ai dit plus haut, Bichat qui a eu l'occasion de disséquer le cuir chevelu d'un cadavre alopécique, a trouvé non-seulement les bulbes dans le tissu de la peau, mais encore les gaînes membraneuses dans leur intégrité , et les petits troncs des nouvelles tiges capillaires offraient déjà des rudiments d'existence dans le tissu même du derme. D'après les recherches auxquelles je me suis livré il résulte que le derme des sujets alopéciques est plutôt sec, comme farineux, et plus ou moins prurigineux, ce qui indique une certaine irritation. Bien que tous les âges et les deux sexes soient exposés à l'alopécie, néanmoins elle s'observe plus souvent chez la femme , et en général sur des individus lymphatiques à peau blanche et fine.

De la sècheresse des cheveux.

Les cheveux se dessèchent parfois, perdent leur poli naturel , deviennent presque terreux , se crispent et restent comme frappés d'asthénie , comme certaines plantes qui manquent de ce qui est le plus nécessaire à la vie , l'eau , ou dont la racine est frappée de maladie.

La sécheresse des cheveux soffre sous deux variétés: dans l'une il y a simple dermification ou sècheresse de cheveux , sans squames à leur surface , ou du moins les squames, si elles existent, ne sont qu'en très petit nombre ; dans l'autre , le dessèchement est compliqué de petites pellicules comme du son qui naissent à leur base ou sur le derme et qui constituent une seconde affection.

Etiologie.

L'affection dont il est ici question ne se rencontre le plus souvent que chez des sujets plutôt jeunes, scrofuleux, à peau fine, de constitution lymphatique, trans-

3

pirant difficilement, prédisposés à des maladies cutanées (1).

Toutes les éruptions cutanées du crâne peuvent à la rigueur occasionner la sècheresse des cheveux, mais ce sont surtout celles de nature dartreuse et principalement la dartre furfuracée qu'on voit le plus souvent en concurrence avec la sécheresse capillaire. Il est probable que la maladie éruptive se communique non-sèulement aux cryptes intercapillaires, mais encore aux bulbes et aux chatons pilaires de la même région; de là la sècheresse écailleuse des cheveux. Le même phénomène s'observe aussi dans quelques variétés de teigne dont nous parlerons plus loin.

Symptomatologie.

Les symptômes de la sècheresse des cheveux sont variables suivant les causes qui les ont produits. Examinés sous le rapport physique, les cheveux atteints de sècheresse offrent des caractères faciles à saisir: ils ressemblent en quelque sorte à ceux des cadavres

(1) *Voyez* description de cette maladie dans la *Gazette Médicale de Paris*. 1834. Page 232.

qu'on exhume quelque temps après la mort, c'est-à-dire ternes, crispés, terreux, et plus ou moins entremêlés.

Les terminaisons de la maladie sont variables suivant une foule de circonstances. Chez les uns, le mal se dissipe par degrés et les cheveux reprennent petit à petit leur onctuosité, leur souplesse et leur brillant naturels. Chez les autres, et c'est le cas le plus général, l'irritation de la bulbe entraîne la chute des cheveux.

Alopécie.

Les cheveux reviennent tantôt à l'état de sècheresse comme auparavant tantôt à l'état naturel, quelquefois cependant après avoir repoussé à l'état maladif, les cheveux retombent encore pour revenir à l'état normal. Dans d'autres circonstances enfin, les cheveux tombent une ou plusieurs fois pour ne plus reparaître, à moins d'employer le traitement que j'indiquerai plus loin.

Je termine ce chapitre par l'observation suivante, qui m'est propre : un jeune homme, âgé de 29 ans, du département du Pas-de-Calais, s'est présenté chez moi il y a trois mois environ, affecté d'alopécie partielle et accusant des douleurs très vives sur tout le cuir chevelu ; en examinant j'ai trouvé une sécheresse des cheveux bien caractérisée, les cheveux tombaient au moindre attouchement, à peine les touchait-on, le malade souffrait vivement, je lui ai prescrit ma liqueur anti-alopécique et l'usage de la pommade de mon invention ; le soulagement ne s'est pas longtemps fait attendre , et aujourd'hui les cheveux sont complétement repoussés.

Humidité des cheveux.

La maladie que je veux désigner est l'opposée de celle dont nous venons de parler : elle consiste dans une hypersécrétion de l'huile animale qui arrose les tiges des cheveux. De là une sorte de collement, d'empâtement qu'on nomme ÉTAT GRAS DES CHEVEUX.

Faiblesses constitutionnelles.

Après les maladies graves , durant les longues convalescences, à la suite de pertes abondantes de sang , comme chez les femmes en couche par exemple , ou de matières séminales, ainsi que cela s'observe chez les personnes adonnées à la masturbation ou aux travaux trop forcés de cabinet, à la suite de chagrins très vifs ou bien par le seul fait de la vieillesse le système pileux vacille et tombe assez souvent.

Calvitie ou chute permanente des poils.

Après ce que nous venons de dire dans l'article précédent, je n'ai pas besoin de m'étendre beaucoup sur la pathologie de la calvitie. La calvitie n'est effectivement qu'une sorte d'alopécie permanente. On croit communément que dans la calvitie il y a destruction des bulbes des cheveux. Cette présomption erronée a fait abandonner par les médecins ce point de thérapeutique médicale.

La conclusion tirée de cet état de choses est toute simple, savoir : qu'en ranimant la vitalité languissante du derme et des bulbes , en réchauffant en quelque sorte ces dernieres et les gaînes correspondantes , on pourrait activer la faculté sécrétoire de ces organes et provoquer par conséquent la répullulation des cheveux.

Changement de la barbe par les passions et les maladies.

L'âge qui imprime son cachet sur tout notre être, altère la couleur des cheveux et de la barbe; il les fait passer par degrés au blanc presque parfait, ce qui n'arrive ordinairement qu'après de longues années, le chagrin l'opère souvent dans un court espace. On a vu les cheveux et la barbe blanchir en quelques mois : une seule nuit passée dans les anxiétés de l'attente du supplice a quelquefois produit des changements si prompts, des altérations si profondes, même chez des jeunes gens, qu'ils étaient méconnaissables, surtout à la blancheur presque subite de leurs cheveux et de leur barbe.

La terreur peut opérer le même changement. Je connais un homme employé par l'agence de publicité, Ch. Martin et Panis, place de la Bourse, à qui les cheveux ont blanchi en une nuit, à la suite d'une grande frayeur.

La crue de la barbe est plus active chez les vieillards, dans plusieurs maladies surtout, chez les phthisiques.

Quelques individus perdent la barbe, mais la chute ainsi que la décoloration est plus rare que celles des poils et des cheveux.

Des maladies des cils.

Les cils peuvent présenter deux dispositions irrégulières, différentes : ils peuvent être doubles, c'est-à-dire placés sur deux rangées, ou être tournés en dedans. Ces deux maladies sont désignées par les auteurs sous les noms de *distiachis* et *trichiasis*. Elles dépendent vraisemblablement de l'organisation primitive des bulbes des cils, c'est que dans le premier cas il en existe plus que dans l'état normal, et que dans le second, toutes les bulbes, ou quelques-unes seulement, ont pris une direction opposée à celle qui s'observe généralement, c'est-à-dire qu'au lieu de se diriger en dehors, elles se sont portées en dedans. Mais cette dernière espèce peut aussi provenir d'une maladie des paupières, dans laquelle celles-ci se renversant en dedans, entraînent par conséquent les cils qui irritent alors le globe de l'œil sur lequel ils frottent continuellement. Ce renversement suit quelquefois les inflammations des paupières ou de l'œil en général.

Il n'y a pas de traitement à suivre contre la première maladie, où les cils forment deux rangées au lieu d'une seule ; il n'en résulte pas de mal. Cependant, si l'on voulait s'en débarrasser, il faudrait les arracher jusqu'à ce qu'ils ne reviennent plus. On peut suivre le même procédé lorsque les cils ont pris, dès le principe, une direction oblique. Mais si ce mal tient à une inflammation des paupières, il faut guérir celles-ci, et pendant ce temps on colle les cils aux paupières , au moyen d'une bandelette agglutinative, étroite, afin de les empêcher de se diriger en dedans (1).

Teigne.

Les anciens donnaient le nom de teigne à toutes les maladies du cuir chevelu, qui se présentaient sous la forme de croûtes plus ou moins nombreuses et éten-

(1) Le moyen le plus sûr pour empêcher les cils de se reproduire après les avoir arrachés, est de cautériser la bulbe restant dans la paupière avec une aiguille chauffée à blanc. Le moyen ingénieux dont se sert, à cet effet, M. le docteur Champesne, mérite la préférence pour cet opération ; Il consiste en une aiguille fichée dans un petit globe d'acier, supporté lui-même par un manche de même métal. Le globe et l'aiguille ayant été chanffés, ou peut cautériser assez longtemps avec l'aiguille, le globe continuant à lui fournir du calorique à mesure qu'elle en perd.

dues, et peuvent, dans la plupart des cas, se trans-
mettre par contagion. Les modernes réservent ce nom
à une maladie caractérisée par des croûtes sèches, for-
tement enchâssées dans le tissu de la peau, d'une couleur jaune pâle et sale, excepté dans la teigne *amianta-
cée*, offrant à leur centre une dépression plus ou moins
régulière qui donne aux croûtes quelques ressem-
blance avec les alvéoles d'une ruche à miel.

Les médecins de nos jours connaisssent parfaitement la teigne et les autres maladies éruptives de la
tête ; aussi m'abstiendrai-je de m'étendre davantage
sur ce point de pathologie. Je ferai remarquer que,
grâce aux progrès récents de la médecine, il ne faut
plus, comme on le faisait autrefois, arracher les croûtes, quelle que soit son espèce, *faveuse ou granulée*.

Les principes du traitement qu'on suit sont les
mêmes, savoir :

1° Faire tomber les croûtes à l'aide d'applications
émollientes sur la tête, telles que compresses d'eau de
guimaume, cataplasme de mie de pain, cuite dans du
petit lait, etc. ;

2° Couper les cheveux le plus près possible de la
peau ;

3° Panser les ulcérations suivant les conditions

qu'elles présentent. Je rappellerai seulement qu'il est important pour la conservation des bulbes que le mal soit attaqué le plus tôt possible.

Beaucoup de personnes regardent comme un bienfait de la nature ces éruptions de la peau, et en les respectant, laissent ulcérer les chatons pilaires de leurs enfants, et, quand la maladie cesse, les cheveux ne se reproduisent pas à cause des cicatrices nombreuses qui en sont les conséquences.

Mentagre.

La mentagre, (*Varus, mentagra*), est une espèce de dartre qui emprunte son nom de sa prédilection pour le menton où elle établit son siége habituel. Cette maladie passe pour avoir été importée d'Asie en Europe sous le règne de Tibère. Son origine prouve sa contagion ; elle s'établit dans les follicules pileux, et elle sévit avec plus d'intensité chez les hommes qui ont la barbe brune et bien fournie ; elle attaque plus particulièrement ceux qui vivent dans la malpropreté et qui font abus des liqueurs alcooliques. Elle débute ordinairement par une éruption de pustules sur la lèvre supérieure, et plus spécialement sur le menton. Au bout de 48 ou 60 heures, les pustules sont parvenues à leur état complet de maturité, la base de ces pustules est rouge ; elle forme une légère saillie conique au-dessus de la peau, et une petite tache blanche produite par le pus qu'elle renferme au sommet. Après cinq ou six jours, soit qu'elles aient percé naturellement, soit que le malade les ait crevées en se grattant à cause de la démangeaison qu'elles occasionnent, les pustules laissent échapper le pus qu'elles renferment. Cette sécrétion morbide se sèche ensuite et forme des croûtes jaunâtres ; ces croûtes, tantôt isolées, tantôt agglomérées, recouvrent la barbe du malade d'une espèce d'enduit limoneux ; plus tard, ces croûtes tombent et l'on voit surgir à leur place de nouvelles pustules. Par suite de travail phlegmasique de l'éruption, le derme finit quelquefois par s'épaissir et devenir tuberculeux. La mentagre peut aussi avoir plusieurs éruptions successives pendant plusieurs mois, et même pendant plusieurs années. Cette affection peut revêtir la forme aiguë et souvent son apparition est précédée par une dartre furfuracée. La mentagre paraît être une maladie héréditaire ; enfin, elle dure indéfiniment, si la science ne venait la combattre par un moyen en rapport avec l'état actuel des choses.

Affections dartreuses.

Les affections dartreuses du cuir chevelu peuvent reconnaître la même cause et revêtir la forme des dartres qui affectent les autres parties du corps.

Généralement parlant, on distingue sous ce nom certaines inflammations chroniques de la peau, caractérisées par la formation à la surface malade, d'une surface inorganique, lamelleuse, d'un blanc grisâtre, friable, plus ou moins épaisse et plus ou moins adhérente, nommée squameuse. Les auteurs en reconnaissent un grand nombre d'espèces ; les unes sont sèches, les autres sont humides ; elles sont stationnaires ou bien elles ont une tendance envahissante et se rapprochent alors de la nature des affections cancéreuses. Ces maladies peuvent être héréditaires, dans certains cas, contagieuses ; elles reconnaissent souvent pour cause un vice vénérien, la gale repercutée, les rhumatismes laiteux, la malpropreté, une nourriture trop excitante, l'abus des liqueurs alcooliques, les occupations trop sédentaires, les passions tristes, etc.

Il serait déplacé d'entrer ici dans les nombreuses descriptions de toutes les espèces de dartres, ayant fait connaître qu'elles peuvent toutes occasionner les maladies des bulbes et de la tige des cheveux.

De la plique polonaise.

On désigne de ce nom une maladie constitutionnelle accompagnée de symptômes généraux et locaux et ayant pour caractère principal un suintement douloureux à la surface du cuir chevelu avec agglomération des tiges capillaires.

Le mot plique est tiré du latin *plica* qui signifie *pli*, *repli*, parce que les cheveux, dans cette maladie, paraissent pliés et repliés sur eux-mêmes en même temps qu'ils sont collés ensemble par une sorte d'humeur adhésive. On l'appelle *polonaise* parce que cette affection est non-seulement endémique au sol de la Pologne, mais encore exclusive aux individus de race polonaise. On ne voit presque jamais la plique sur les Allemands et les Russes qui vivent en Pologne avec les mêmes habitudes que les Polonais.

« De deux villages voisins de la Pologne, dit M.
« Kutzin, habités, l'un par une population d'origine
« polonaise, l'autre par une population de race ger
« manique. Le premier présente beaucoup de cas de

« plique, tandis qu'on n'en rencontrera pas un seul
« dans le second. Le célèbre Brera dit cependant avoir
« vu deux cas de véritable plique dans l'hôpital de
« Vérone, mais c'était sur des Polonais (1). »

La plique est plus fréquente chez la femme que chez
l'homme, mais elle n'est pas exclusive à la région
crânienne. On l'a observée plusieurs fois aux poils de
la région pubienne chez la femme et dans ceux de la
barbe chez l'homme.

On en distingue plusieurs variétés ; mais, suivant
mon avis, et d'après les faits qui ont été publiés, mieux
vaut, suivant moi, distinguer la maladie en simple et
compliquée. La première donne l'idée d'une affection
légère, la seconde d'une maladie grave par les com-
plications de lésions viscérales qui l'accompagnent.

Symptômes.

Quoique le symptôme le plus saillant de la plique
soit le mélange inextricable et douloureux des cheveux,
mélange occasionné par une sorte de transpiration de
matière morbide du cuir chevelu, néanmoins cela n'a

(1) Brera, œuvres Médicales.

ieu qu'à une certaine époque assez avancée de la maladie; de sorte que le mal peut exister sans que les cheveux offrent encore le caractère dont il s'agit.

Les symptômes qui précèdent la période de l'agglu-
tination des cheveux sont une lassitude générale, pâ-
leur ou couleur plombée du visage, sentiment de ti-
raillement à la racine des cheveux, douleurs articu-
laires comme dans le rhumatisme aigu, mal de gorge,
palpitations de cœur, délire quelquefois. Ces symptômes sont plus ou moins durables, plus ou moins pro-
gressifs ; c'est à leur suite que l'éruption au cuir chevelu a lieu et que les cheveux se prennent ensemble
sous forme de mèches comme s'ils eussent été trempés
dans du miel. Le moindre attouchement avec le peigne ou la main détermine des douleurs cruelles et
souvent aussi des réactions fâcheuses. L'observation a
démontré que, si l'on coupe les cheveux lorsqu'ils
sont dans cet état, le principe de la maladie fixé sur
le derme et les bulbes se répercute souvent sur un
organe intérieur et cause quelquefois la mort.

La durée de ces deux premières périodes est indéterminée; les malades restent quelquefois six mois et même
davantage dans cet état avant que l'affection ne prenne

une marche vers la résolution. Le symptôme qui af-
flige le plus les malades c'est la douleur aiguë. Les
cheveux continuant à croître, se collent, s'entremê-
lent et s'empâtent de plus en plus ; les malades offrent
pendant ce temps un aspect effrayant à voir. Les ongles même des pieds et des mains s'affectent vers la fin
de la maladie, ils deviennent noirâtres et rugneux ;
les cornées perdent leur lucidité naturelle, et les abcès
se forment autour des articulations. Il y a de la fièvre
et une sorte d'adynamie qui se termine souvent par la
mort.

Le mal s'arrête parfois à la première ou à la seconde
période. Dans le premier cas, il n'y a pas de plique à
proprement dire ; dans le second, les cheveux tombent
par mèches ; tous les symptômes déclinent et le malade guérit. Il n'en est pas de même dans la troisième
période lorsque des abcès, des ulcérations et la fièvre
se déclarent, le malade succombe ordinairement.

Du reste, voici quels sont les signes que M. Kutzin,
médecin à Bromberg, donne comme caractéristiques
de la plique débutante : « Un sentiment de pesanteur
« à la région précordiale, des douleurs erratiques dans
« les fausses côtes, un refroidissement fréquent et des

« tiraillements des mains et des pieds, des picotements
« sous les ongles, un bourdonnement d'oreilles, une
« pesanteur aux yeux et aux tempes avec picotement
« dans ces parties ; des tiraillements dans les cheveux,
« qui deviennent douloureux surtout si on y passe le
« peigne ; il se fait au cuir chevelu une sortie de ma-
« tière fétide, et bientôt l'intrication des cheveux ne
« laisse plus aucun doute sur la nature du mal. La
« fièvre est ordinairement inflammatoire (1). »

Il y a trois opinions différentes, dit-il, sur la nature
de cette maladie. La plus généralement répandue, surtout parmi les étrangers, est celle qui la regarde comme
n'étant que le résultat de la malpropreté. La seconde
la considère comme une maladie contagieuse produite
par un virus particulier. D'après la troisième, elle
n'est qu'une affectation secondaire, une excrétion cri-
tique du cuir chevelu et de la racine des cheveux, qui
met un terme à une foule de maladies différentes.

Traitement.

Quand au traitement local de l'alopécie, les auteurs
ne sont pas toujours d'accord sur les principes qui doi-

(1) Gazette Médicale de Paris, 1835, p. 102.

vent le diriger : les uns prescrivent des préparations excitantes, les autres, au contraire, des moyens adoucissants. Ordinairement on a pour habitude de raser souvent les endroits dégarnis de poils. Quelques praticiens ne l'approuvent pas ; il pensent que le passage du rasoir sur la peau peut augmenter l'irritation de la bulbe, qui est la cause de la chute des tiges. Je crois cependant que ce moyen ne peut être que favorable, car s'il est vrai que l'irritation en question existe à la fois dans les bulbes et dans le derme, il est vrai aussi qu'en rasant le cuir chevelu, on facilite les applications sur la peau, et on attaque le mal plus directement.

Temps préparatoire.

Je commence ordinairement le traitement par l'usage des lotions d'eau chaude ou d'huile d'amande douce ; je prescris ensuite les frictions avec ma liqueur anti-alopécique que j'alterne avec la pommade de mon invention, et dont nous aurons l'occasion de parler plus loin. J'agis ainsi, surtout lorsque la personne est entièrement chauve.

S'il reste, au contraire, sur la tête plus ou moins de cheveux, je les fais raser avant d'employer les moyens que je viens d'indiquer. Cette tonsure s'étendra aussi bas que l'affaiblissement des cheveux l'indiquera, répétée plus ou moins souvent, suivant les circonstances particulières de la calvitie.

Ce temps, que je viens d'appeler *préparatoire*, s'étend jusqu'au moment où les nouveaux cheveux reparaissent. La durée est conséquemment indéterminée ; elle est, en général, moins longue lorsque le sujet est jeune et bien portant, et la calvitie peu ancienne. Chez les uns, quelques semaines suffisent pour voir apparaître des nouveaux cheveux ; chez les autres, ce n'est qu'après le trosième ou quatrième mois de l'emploi de mon moyen régénérateur, que les cheveux se reproduisent.

Lorsque les nouveaux cheveux reparaissent, ils sont généralement fins, et mous comme du duvet. Je les laisse arriver à un centimètre, et ensuite je les fais raser, et continue avec persévérance l'usage de mon moyen régénérateur. Dix, quinze, vingt, vingt-cinq barbes de tête sont quelquefois nécessaires pour arriver à avoir les cheveux comme dans l'état primitif.

Ce que je viens de dire s'applique en général à tous les poils du corps indistinctement, quel que soit l'endroit où ils se trouvent placés, cheveux, barbe, sourcils, etc.

USAGE DE LA LIQUEUR ANTI-ALOPÉCIQUE.

Chez les personnes qui ne désirent qu'arrêter la chute de leurs cheveux, il faut en avoir beaucoup de soin surtout les dames qui les ont longs et clairs. Dans cette circonstance il faut les séparer par mèches de distance en distance et avec une petite éponge mouiller le cuir chevelu avec la liqueur anti-alopécique, et avoir soin de frotter légèrement avec le bout des doigts afin de dégager de la peau de la tête les sécrétions farineuses s'il s'en trouve. Les personnes qui ont la tête chargée de ces sécrétions pourront ensuite prendre un peigne fin et se peigner très légèrement, mais seulement dans le cas où la brosse serait au-dessous de toute ressource.

USAGE DE LA POMMADE ACALVITIENNE.

Après avoir employé la liqueur *anti-alocépique* il faut prendre de ma pommade, gros comme une petite noisette, l'étendre sur les parties dénudées, frictionner légèrement pendant un instant afin de l'étendre et de la faire pénétrer uniformément, immédiatement après cette friction, qui se fait le soir, on se couvre la tête avec un petit bonnet ou fichu et on refait la même opération le lendemain matin, seulement en ayant soin de mettre moins de pommade.

Lorsque l'on commence l'application de mon spécifique, s'il y a un léger duvet sur les parties dépourvues de cheveux, il faut les raser plusieurs fois. Les personnes qui, pendant ce traitement, à cause de leurs occupations sont dans la nécessité de porter perruque ou toupet, feront bien de se débarrasser de ces sortes de coiffures le plus qu'elles le pourront afin de ne pas étouffer les cheveux naissants.

Loin de craindre que le traitement n'occasionne des maux de tête, il est à remarquer que les personnes qui en sont ordinairement incommodées et qui sont soumises à mon traitement ressentent souvent une amélioration très sensible : c'est un fait très remarquable.

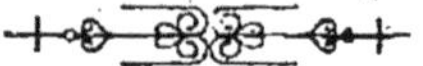

OBSERVATIONS PRATIQUES

SUR LES MOYENS REPRODUCTEURS

DES CHEVEUX ET DE LA BARBE.

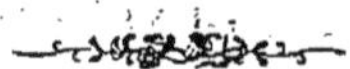

M. D. âgé de quarante ans chauve depuis cinq ans et portant depuis ce temps une perruque, pressentait une calvitie étendue de la partie moyenne de l'occipital au front, il est en traitetement depuis quatre mois, ses cheveux se reproduisent d'une manière admirable, et chaque fois qu'ils ont atteint la longueur d'un centimètre environ, on les rase; et je ferai suivre cette opération quelque temps encore.

Madame la comtesse D. M., habitant rue-du Cherche-Midi, pourvue d'une chevelure très épaisse jusqu'à l'âge de vingt-neuf ans, avait perdu depuis deux ans presque la totalité de sa chevelure. Un traitement de moins de trois mois a arrêté complétement cette chute; et les cheveux repoussent maintenant parfaitement.

***

Mademoiselle Héloïse Brayer, âgée de vingt-cinq ans, tempérament lymphatique, cheveux blonds, domiciliée à Paris, rue Hauteville, vit tous ses cheveux tomber à l'âge de vingt ans à la suite d'une longue et grave maladie, à partir du moment de la convalescence elle essuya tous les ans une perte abondante de sa chevelure. Soumise à mon traitement depuis cinq mois, le cuir chevelu et les bulbes ont été tellement fortifiés que l'alopécie ne s'est plus reproduite.

***

Madame Mangin âgée de vingt-quatre ans, tempérament sanguin, cheveux noirs, femme d'un entrepreneur de maçonnerie, habitant à Paris, rue du faubourg Montmartre... accoucha pour la première fois en juin 1845; durant sa convalescence elle vit ses cheveux tomber par masses. Ayant été consulté en décembre 1846, j'ai prescrit l'usage des lotions anti-alopéciques. La chute des cheveux qui continuait à cette époque a été arrêtée en quinze jours, et deux mois de traitement ont suffi pour voir les points dénudés de la tête se couvrir d'une quantité de nouveaux cheveux. ‒

Madame Monneret, habitant Paris, rue du Bac... âgée de vingt-huit ans, constitution sanguine, avait perdu les poils de l'arcade sourcilière, depuis 1840 ; ces poils n'étaient pas repoussés. Dans le commencement de l'hiver de 1842 ses cheveux tombèrent par masses, et elle était menacée d'*alopécie* complète lorsqu'elle est venue me consulter. L'emploi du traitement que je lui ai prescrit a non-seulement arrêté les progrès du mal, mais encore provoqué en peu de temps la reproduction des poils, des sourcils et des cheveux déjà tombés.

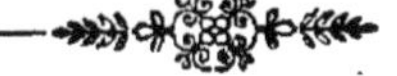

LETTRES

POUVANT SERVIR DE PREUVES

A L'APPUI DE MON MODE DE TRAITEMENT.

**Lettre de M. Conette, officier aux spahis à Alger.
à M. Obert.**

« Monsieur, il y a trois mois je vous ai fait demander par un de mes amis qui allait en permission à Paris, votre traitement pour les cheveux. A l'époque où je vous ai fait demander cet article, je perdais ou j'avais perdu considérablement de cheveux au point que ceux qui restaient étaient mous et fins comme du duvet. J'avais en outre la tête très garnie d'une espèce de dartre que j'appelais autrefois, quand je soignais mes cheveux, des pellicules mais depuis mon séjour en Afrique ça avait tellement augmenté que c'était devenu épais comme une pièce de deux francs et gagné même les parties de la barbe. Je fais usage depuis deux mois et demi de votre liqueur anti-alopécique et de votre pommade *acalvitienne*, je trouve que c'est bien leur véritable nom, car sans elle j'étais chauve, la chute de mes cheveux est non-seulement arrêtée mais j'aperçois depuis un mois environ une masse de petits cheveux qui commencent à pointiller depuis que votre eau m'a débarassé de toutes les sécrétions farineuses qui couvraient le cuir chevelu.

Désirant, Monsieur, ne pas mettre d'interruption dans mon traitement ainsi que l'indique votre instruction. Veuillez remettre à la personne qui se charge de la présente, deux flacons de votre liqueur anti-alopécique et deux pots de votre pommade.

Et recevoir mes salutations empressées.

CONETTE.
Officier aux spahis à Alger, en convalescence. »

Lettre de Madame la Marquise de B. à M. Obert.

« Monsieur,

« Depuis longtemps mes cheveux tombaient considérablement ; j'avais consulté à cet égard mon médecin qui me fit laver la tête avec du rhum, mais je n'en avais obtenu aucun succès. Je suppliai mon mari de me conduire à votre consultation , comme dernière ressource pour mes pauvres cheveux.

Et ainsi que vous me le prescrivîtes , j'employai votre liqueur anti-alopécique, en même temps que je faisais usage de votre pommade. Mais je ne sais par quel miracle , au bout de quinze jours d'emploi de ces

préparations, la chute de mes cheveux était complètement arrêtée ; et ce qui est important, c'est que votre
liqueur m'a débarrassé complètement le cuir chevelu
d'une masse de pellicules qui, je crois, contribuaient
à faire tomber mes cheveux de plus en plus. Je suis
à la fin de mes flacons ; veuillez m'en envoyer un de
chaque de votre grand modèle , et recevoir toute ma
gratitude.

Marquise de B. R. de Varennes. »

Lettre de M. Vandewille de Bruxelles à M. Obert.

« Monsieur,

« Je suis l'ami intime de M. Braken à qui vous
avez envoyé votre pommade pour faire repousser et
conserver les cheveux ; je suis à même de juger de l'ef-
ficacité de cette remarquable invention. Voulant aussi
en faire usage pour empêcher la chute de mes cheveux et en même temps les empêcher de blanchir , vous
voudrez bien m'obliger, en m'envoyant un traitement
complet, c'est-à-dire, trois grands flacons de votre liqueur et trois pots de votre pommade.

Agréez, etc.

Bruxelles, 20 décembre 1846. »

Lettre de M. Millequet d'Anvers à M. Obert.

« Monsieur,

« Il y a six mois ; vous avez guéri la chute de mes

cheveux parfaitement avec votre invention, pommades, et liqueurs , veuillez me faire parvenir pour une de mes sœurs, qui a perdu presque tous ses cheveux à la suite d'une fièvre typhoïde, un traitement de deux flacons et deux pots pareils à ceux que j'ai autrefois reçus de vous.

« Recevez, Monsieur, etc.

« Millequet,
« Place-Verte, à Anvers.

—

Lettre de M. le docteur C. à M. Obert.

« Monsieur,

« Je ne sais pas si vous vous rappellerez de moi, je suis venu vous consulter relativement à mes cheveux et ma barbe, qui étaient tombés sans cause bien apparente ; dans sept ou huit endroits de la grandeur d'une pièce d'un franc ; mais ce qu'il y avait d'extraordinaire dans cette chute, c'est que les cheveux ou plutôt les poils , car ils étaient à l'état de poil se reproduisaient blancs et mous, de sorte qu'il était très bizarre de voir au milieu de cheveux et de barbe noirs, de petites touffes blanches. Après avoir employé les moyens à ma connaissance, sans aucun résultat, le hasard me fit rencontrer M. le docteur Chamberd, que vous connaissez beaucoup. Après s'être moqué de moi avec les plaisanteries d'usage, il me conseilla d'employer votre spécifique , ce que je fis ; mais je l'avoue maintenant, avec peu d'espoir. L'époque dont je vous parle, Monsieur, date du mois de décembre 1846, époque à laquelle j'ai employé votre traitement, ainsi que vous me le prescrivîtes, c'est-à-dire faire raser les cheveux, frictions avec votre liqueur anti-alopécique, et l'emploi de votre pommade. Ainsi que vous me l'avez prédit, les cheveux, d'abord, ont repoussé blancs : je les ai fait raser comme il était convenu entre nous ; puis ensuite, ils ont repoussé insensiblement, toujours un peu plus foncés, jusqu'aujourd'hui, jour où la métamorphose est opérée. C'est assez vous dire, Monsieur, que mes cheveux et ma barbe ont repris leur couleur primitive, d'un très beau noir.

Enfin, Monsieur, le but de ma lettre est de vous demander deux flacons et deux pots de votre pommade pour une de mes malades, aujourd'hui convalescente.

(Ci—joint un mandat sur la poste).

« Recevez, Monsieur, mes remercîments, etc.

« COCHIN,

« Docteur en médecine à Lyon. »

Lettre de Madame la comtesse de F...., rue du faubourg Saint-Honoré à M. Obert.

« Monsieur,

« Il y a trois mois et demi que j'emploie le moyen que vous avez eu la bonté de m'indiquer pour remédier aux cheveux blancs qui envahissaient de plus en plus deux ou trois endroits de ma tête.

J'ai fait, avec beaucoup de soin ce que vous m'avez indiqué, c'est-à-dire couper les cheveux blancs le plus près possible du derme, avec des ciseaux très effilés, et non les faire épiler, puis tonifier le cuir chevelu avec la préparation que vous avez eu l'obligeance de me préparer.

Depuis trois mois que j'emploie ce moyen pas un seul des cheveux qui étaient restés noirs n'a blanchi et j'ai presque l'espérance de voir ceux que je soigne redevenir ce qu'ils étaient avant ce petit accident.

Je regrette, Monsieur, d'avoir eu confiance en ce que disent les épileuses de Paris, c'est-à-dire que les cheveux blancs étaient contagieux et faisaient blanchir les autres. Je trouve maintenant comme vous que ce qu'il peut y avoir de contagieux pour les faire blanchir, c'est de les faire arracher, car avec un moyen pareil j'aurais fini par ne plus en avoir ni blancs ni noirs.

Recevez, Monsieur, mes remercîments, etc.

Comtesse de F.....

17 Mars 1847. »

P. S. Le but de ma lettre, Monsieur, est de vous prier de m'envoyer deux flacons de votre pommade, un pour moi, un pour une de mes amies à qui j'ai indiqué mon moyen.

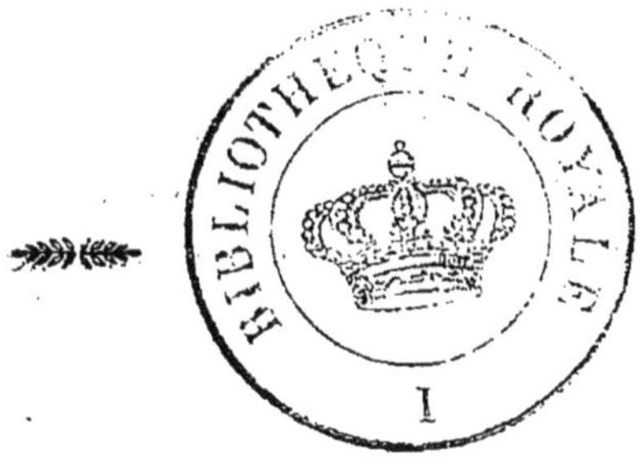

TABLE DES MATIÈRES.

FIN DE LA TABLE.

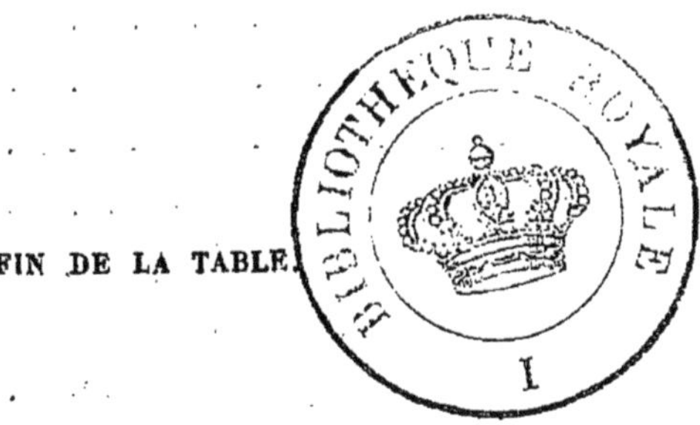

PARIS. — IMPRIMERIE DE LACOUR ET Cᵉ.,
Rue Saint-Hyacinthe-Saint-Michel, 33.

MALADIES DES CHEVEUX.

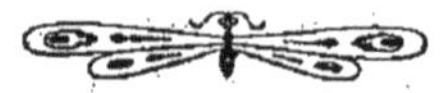

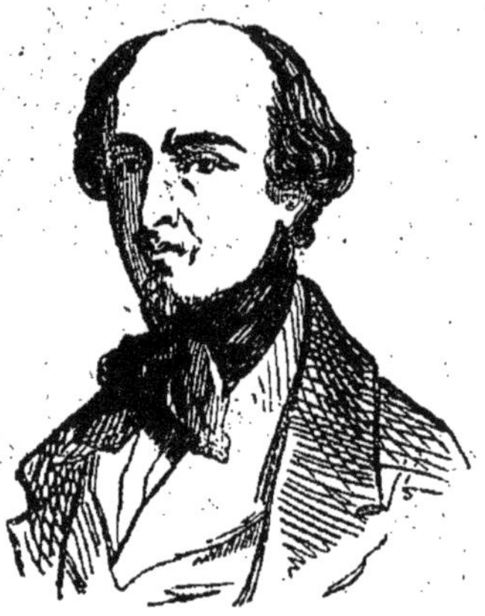

M. D. Brésilien âgé de 35 ans, chauve depuis cinq années, infirmité héréditaire dans sa famille.

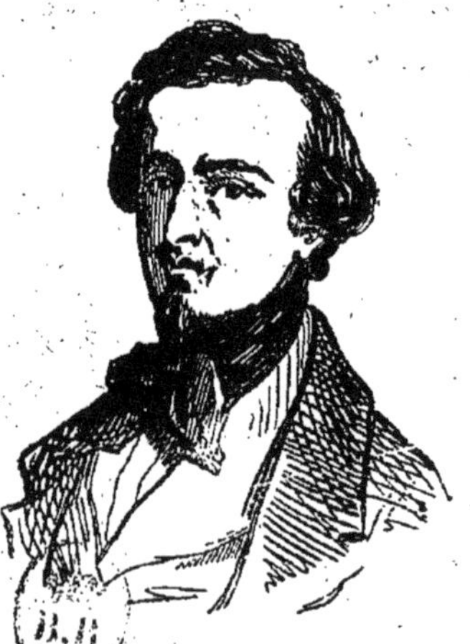

Le même après le traitement, repullulation abondante de la chevelure en six mois.

MALADIES DES CHEVEUX.

CONSULTATIONS GRATUITES TOUS LES JOURS

OBERT, COIFFEUR,

RUE DE L'ÉCOLE DE MÉDECINE, 10. — A PARIS.

La chevelure est sans contredit la partie la plus brillante de l'homme, en même temps qu'elle contribue pour beaucoup à sa beauté, elle est aussi l'emblème de sa force et de sa puissance. Malheureusement le corps est à peine parvenu à son point de perfection que presque toujours déjà les cheveux commencent à tomber et à blanchir, et cela non par suite de maladies ou de vieillesse, mais seulement faute de soins hygiéniques et cosmétiques, et cependant rien de plus facile que de donner à la chevelure les mêmes soins qu'aux autres parties du corps.

Frappé de cet inconvénient et affligé de la vue de tant de jeunes gens chauves avant l'âge, je me suis livré à des études spéciales sur les maladies des cheveux et sur les moyens de les prévenir et de les guérir, et après de nombreuses recherches et plus de dix années d'expériences, je me suis convaincu que dans presque toutes les maladies des cheveux, les bulbes ou racines n'étaient qu'atrophiées, et qu'à l'aide d'un traitement approprié on pouvait souvent facilement les ranimer et les remettre en état de fonctionner de nouveau, comme des plantes étiolées qu'on expose à l'influence salutaire du soleil et d'un engrais en rapport avec leur nature.

Pour arriver à cet heureux résultat, et aidé des conseils et des lumières des plus savants chimistes et médecins de Paris, je suis parvenu à composer deux préparations qui ne laissent rien à désirer sous aucun rapport. En effet, employées convenablement et avec persévérance, non seulement elles empêcheront la chute et la décoloration des cheveux, mais encore elles en feront repousser sur les têtes chauves depuis longtemps. Peut-être ces assertions choqueront-elles beaucoup d'esprits, parce qu'elles sont en opposition avec les idées préconçues à ce sujet; mais n'en est-il pas de même de la plupart des découvertes; on n'y croit pas d'abord, on s'en moque, on leur fait la guerre, ensuite on finit par s'y soumettre lorsque les faits se multiplient au point de faire violence aux cerveaux les plus inflexibles.

La première de ces préparations, est mon EAU merveilleuse, dont les précieuses qualités sont d'abord de nettoyer et de dégraisser complétement la peau de la tête et les cheveux en enlevant et dissolvant ces sécrétions farineuses, si fréquentes et si dangereuses, que souvent elles suffisent seules pour occasionner la perte des cheveux en moins de trois mois. De plus, mon EAU, par ses propriétés aromatiques, raffraîchit et raffermit le cuir chevelu, stimule les bulbes des cheveux et leur donne une vigueur si surprenante, que combinée avec l'emploi de mon autre préparation, dont je vais parler plus loin, elle arrête presque toujours la chute des cheveux en moins de quinze jours, même sur les têtes déjà presque chauves, et fait immédiatement croître une nouvelle pousse.

L'emploi de mon EAU est aussi simple que facile; dans quelques dispositions qu'on puisse se trouver, il suffit, soir et matin, de s'en arroser la tête légèrement, de frotter avec la main et brosser ensuite de manière à ce que les cheveux et le cuir chevelu en soient bien pénétrés.

La seconde préparation est ma POMMADE ACALVITIENNE qui, par ses propriétés toniques et les corps gras qui entrent dans sa composition, stimule et fortifie aussi le cuir chevelu et les bulbes des cheveux, nourrit la chevelure, la rend souple et brillante, la fait épaissir et l'empêche de tomber et blanchir.

Son emploi est également des plus simples : après s'être légèrement arrosé avec mon EAU, comme je l'ai dit plus haut, on prend dans le creux de la main une quantité suffisante de ma POMMADE pour pouvoir en oindre légèrement les cheveux et le cuir chevelu, et l'on brosse après afin de l'étendre et de la faire pénétrer uniformément.

Les matières dont elle se compose sont de la plus grande pureté, et ne peuvent non plus occasionner ni maux de tête, ni migraines.

Ordinairement, quelques semaines suffisent pour s'apercevoir des bons résultats de l'emploi de mon EAU et de ma POMMADE; cependant, dans certains cas chroniques et rebelles un temps plus long est nécessaire quelquefois, même il faut deux ou trois mois pour que les bulbes des cheveux se conjectionnent et reprennent leur vigueur primitive. Après la guérison, il ne faut pas non plus cesser l'emploi de mes préparations, seulement on peut se borner à l'application du matin.

Prix : de l'EAU,   3 francs le flacon.

— de la POMMADE, 5 francs le pot.

NOTA. Je suis le seul à Paris qui fasse des Perruques et Toupets à coulisse, sans aucune épaisseur, ressorts ni métalliques, invisibles même pour l'œil le plus exercé.

PARIS. —Imprimerie de LACOUR et Cie, rue St-Hyacinthe-St-Michel, 35.